BEI GRIN MACHT SICH IHR WISSEN BEZAHLT

- Wir veröffentlichen Ihre Hausarbeit,
  Bachelor- und Masterarbeit

- Ihr eigenes eBook und Buch -
  weltweit in allen wichtigen Shops

- Verdienen Sie an jedem Verkauf

Jetzt bei www.GRIN.com hochladen und kostenlos publizieren

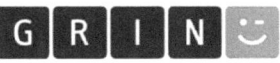

Bibliografische Information der Deutschen Nationalbibliothek:

Die Deutsche Bibliothek verzeichnet diese Publikation in der Deutschen National-
bibliografie; detaillierte bibliografische Daten sind im Internet über http://dnb.d-
nb.de/ abrufbar.

Impressum:

Copyright © 2018 GRIN Verlag
Druck und Bindung: Books on Demand GmbH, Norderstedt Germany
ISBN: 9783668885189

Dieses Buch bei GRIN:

https://www.grin.com/document/455798

Saskia Schmidt

Gesundheitsmanagement im Sport. Übergewicht bei Kindern und Jugendlichen

GRIN Verlag

GRIN - Your knowledge has value

Der GRIN Verlag publiziert seit 1998 wissenschaftliche Arbeiten von Studenten, Hochschullehrern und anderen Akademikern als eBook und gedrucktes Buch. Die Verlagswebsite www.grin.com ist die ideale Plattform zur Veröffentlichung von Hausarbeiten, Abschlussarbeiten, wissenschaftlichen Aufsätzen, Dissertationen und Fachbüchern.

Besuchen Sie uns im Internet:

http://www.grin.com/

http://www.facebook.com/grincom

http://www.twitter.com/grin_com

Deutsche Hochschule für

Prävention und Gesundheitsmanagement

Hermann Neuberger Sportschule 3

66123 Saarbrücken

Einsendeaufgabe

Fachmodul:	Gesundheitsmanagement im Sport
Studiengang:	Sportökonomie
Datum **Präsenzphase**	**09.07. - 12.07.2018**
Name, Vorname:	Schmidt, Saskia Selina
Studienort:	**Hamburg**
Semester:	**WS 2015**

Inhaltsverzeichnis

1 Bedarfsanalyse

Im Folgenden geht es um die Bedarfsanalyse für ein Konzept zur Reduzierung von Bewegungsmangel und Prävention von Übergewicht und Adipositas bei Kindern und Jugendlichen durch gesundheitssportliche Aktivität, welches heutzutage ein sehr wichtiges Thema für langfristige Gesundheit der Gesellschaft darstellt. Adipöse Erkrankungen und Übergewicht bei Kindern und Jugendlichen bilden ein Gesundheitsproblem, welches sich mittlerweile weltweit ausgebreitet hat und schwerwiegende gesundheitliche und gesellschaftliche Folgen mit sich bringt.

1.1 Bewegungsempfehlungen und Bewegungsverhalten

Die World Health Organization (WHO) hat in der Publikation „Global Recommendations on Physical Activity on Health" (2018) einige Empfehlungen dargestellt, wie viel körperliche Bewegung für Kinder und Jugendliche nötig sind, um physische und psychische Gesundheit dauerhaft zu gewährleisten. Zunächst muss der Begriff „körperliche Aktivität" definiert werden. Laut der WHO (2018) umfasst körperliche Aktivität Spiele, Sport, Hausarbeit, Erholung, Sportunterricht in der Schule und geplante Aktivitäten im Familien- oder Freundeskreis. Kinder und Jugendliche im Alter von 5-17 Jahren sollten täglich mindestens 60 Minuten sportliche Aktivität mit mittlerer bis hoher Intensität in ihrem Alltag haben. Alles, was darüber hinaus geht, bringt weitere gesundheitliche Vorteile mit sich (WHO, 2018). Hierbei ist hinzuzufügen, dass die 60 Minuten durchaus aufgeteilt werden können, z.B. zweimal 30 Minuten Fußball spielen im Garten. Außerdem ist es wichtig, die Knochenstruktur und die Muskulatur von Kindern und Jugendlichen zu stärken. Für gewöhnlich nutzen Kinder und Jugendliche in dem angegebenen Alter keine Fitnessstudios, um die Muskulatur zu stärken. Durch einfache Spiele wie z.B. „Fangen spielen" können Knochen und Muskulatur dennoch gestärkt werden, da die Kinder sich hier schnell drehen, abbremsen oder springen. Ähnliche Empfehlungen kommen auch von Alfred Rüttner und Klaus Pfeifer (2016), die die Altersklassen noch genauer differenzieren. Säuglinge und Kleinkinder sollen ihren natürlichen Bewegungsdrang so weit wie möglich ausleben. Hierbei gibt es keine zeitlichen Vorgaben, da es insbesondere bei Säuglingen nur nichtangeleitete Bewegungen sind. Kinder im Alter von vier bis sechs Jahren sollen sich insgesamt 180 Minuten am Tag bewegen und möglichst nur maximal 30 Minuten mit sitzenden Tätigkeiten beschäftigt sein. Grundschulkinder und Jugendliche (im Alter von sechs bis 18 Jahren) sollen sich täglich mindestens 90 Minuten bei moderater bis hoher Intensität bewegen und höchstens 60 bzw. 120 Minuten pro Tag mit sitzenden Tätigkeiten zu tun haben.

Die Eltern mit eher inaktiven Kindern sollten das Training moderat steigern, bis sie das empfohlene Ziel erreicht haben. Angemessen wäre es hier, in kleineren Mengen die körperliche Aktivität zu steigern und sich bestenfalls täglich zu verbessern.

Die Kiggs (Studie zur Gesundheit von Kindern und Jugendlichen in Deutschland) ist eine Langzeitstudie des Robert-Koch-Instituts und untersucht die gesundheitliche Lage von Kindern und Jugendlichen in Deutschland. Laut dieser Studie aus dem Jahr 2012 erfüllen 27,5 % der Kinder und Jugendlichen in Deutschland die WHO-Empfehlungen und bewegen sich täglich mindestens 60 Minuten. Auffällig ist hierbei, dass sich die Jungen (29,4%) generell mehr bewegen als die Mädchen (25,4%), doch beide Geschlechter bewegen sich mit zunehmenden Alter und Eintreten der Pubertät wesentlich weniger. Generell spielt die körperliche Aktivität von Kindern und Jugendlichen im Alltag eine immer geringere Rolle und sitzende Tätigkeiten vor dem Fernseher oder dem Computer nehmen stetig zu (Lampert, T., Mensink, G., Romahn, N., Woll, A., 2007, S.643). Bereits 2007 hat ein Viertel der befragten Grundschulkinder angegeben, maximal einmal die Woche im Freien zu verbringen und ungefähr neun Stunden pro Tag vor dem Fernseher oder Computer (Lampert, T., Mensink, G., Romahn, N., Woll, A., 2007, S.634). 2014 fand erneut eine Studie zu dem behandelten Thema statt. Hierbei zeigte sich, dass bundesweit 77,5% der Kinder und Jugendlichen Sport treiben, aber lediglich 27,5% die von der WHO empfohlenen 60 Minuten Bewegung täglich erreichen (Manz, K., Schlack, R., Poethko-Müller, C., Mensink, G., Finger, J. & Lampert, T., 2014, S.845). Darüber hinaus wurde ein Zusammenhand zwischen der körperlichen Aktivität von Kindern und Jugendlichen und der Nutzung von elektronischen Medien festgestellt. Je mehr Zeit die Heranwachsenden mit der Nutzung von Bildschirmmedien verbringen, desto geringer wird die sportliche Aktivität.

Zusammenfassend kann man also sagen, dass sich der Ist-Zustand signifikant vom Soll-Zustand unterscheidet. 60 Minuten Bewegung täglich sind eine Minimum-Angabe und viel zu viele Kinder und Jugendliche erfüllen dies noch nicht. Durch die voranschreitende Digitalisierung bewegen sich junge Menschen immer weniger und das Spielen im Freien wird zur Seltenheit. Vielmehr wird heutzutage Zeit vor dem Fernseher oder iPad verbracht. Die Ergebnisse der Studien zeigen deutlich, dass dort Handlungsbedarf besteht. Auf lange Sicht gesehen hat die körperliche Inaktivität von jungen Menschen große Auswirkungen auf deren Gesundheit.

1.2 Datenlage zum Gesundheitsproblem

Übergewicht und Adipositas bei Kindern und Jugendlichen ist mittlerweile ein ernstes Problem geworden. Die Statistiken zeigen, dass der Anteil der übergewichtigen Kinder stetig ansteigt. In Deutschland sind 8,7% der Heranwachsenden im Alter zwischen 3 und 17 übergewichtig und 6,3% sind adipös (Bundesministerium für Gesundheit, 2018).

Weltweit sind rund 124 Millionen Kinder und Jugendliche fettleibig und rund 213 Millionen sind übergewichtig, aber noch nicht fettleibig. Diese Zahlen haben sich seit 1975 verzehnfacht (Spiegel, 2017).

Die Ursachen für Übergewicht im Kindes- und Jugendalter sind verschieden. Eine Ursache ist das elterliche Übergewicht, bei dem die Wahrscheinlichkeit sehr hoch ist, dass auch die Kinder übergewichtig werden. Der Grund hierfür liegt darin, dass bei übergewichtigen Eltern meistens kein gesundheitsbewusster Lebensstil vorliegt und die Kinder sich an ihren Eltern orientieren. Eine weitere Ursache, die einen gesundheitsbewussten Lebensstil ausschließt, ist das Rauchen der Eltern bzw. das Rauchen der Mutter während der Schwangerschaft. Auch dies ist häufig eine Ursache für übergewichtige Kinder, da wenig Achtung auf die Gesundheit der Familie genommen wird (Robert-Koch-Institut, 2008). Der Medienkonsum bei Heranwachsenden ist in den vergangenen Jahren extrem gestiegen, sodass mehr Zeit vor dem Handy oder dem Computer verbracht wird, als unter freiem Himmel. Daraus resultiert ein gravierender Bewegungsmangel, der dazu führt, dass ein Großteil der Kinder und Jugendlichen nicht die von der WHO empfohlenen 60 Minuten körperliche Aktivität in ihren Alltag einbinden. Den Kindern fehlt die Bewegung, die für die psychische und physische Entwicklung unabdingbar ist (robert-Koch-Institut, 2008).

Eine weitere Ursache ist die ungesunde Ernährung, die das Gewicht vieler Kinder negativ beeinflusst. Mittlerweile gibt es an jeder Ecke ein Fast-Food-Restaurant, an dem sich die Heranwachsenden für wenig Geld schnell eine Zwischenmahlzeit kaufen können. Der Grund hierfür liegt darin, dass die Eltern meistens nicht für ein ausgewogenes Mittagessen sorgen, weil sie nicht Zuhause sind oder sich nicht um entsprechende Betreuung und Versorgung ihrer Kinder kümmern. Daraus folgt dann, dass die Kinder und Ju-

gendlichen hungrig sind und es dann eben schnell gehen muss, sodass es kein selbst ge-
kochtes Mittagessen wird, sondern eben nur der Burger aus dem Fast-Food-Restaurant.
Die Ursache ist dann also die fehlende Struktur der Familie. Kinder, die mehr als zweimal wöchentlich gemeinsam mit der Familie essen, haben ein gesünderes und bewusste-
res Essverhalten und sind eher normalgewichtig (Bzga).

Je höher das Gewicht der Heranwachsenden, desto weiter steigt die Anzahl an Risiko-
faktoren.

Starkes Übergewicht und Adipositas bringen schwere psychische und physische Risiko-
faktoren mit sich. Übergewichtige Kinder leiden oft unter Krankheiten, an denen nor-
malerweise erst Erwachsene erkranken. Es erkranken immer mehr übergewichtige Kinder an Diabetes – Typ 2, Leberverfettung oder Bluthochdruck (Robert-Koch-Institut,
2008). Hinzu kommen Krankheiten, die oftmals erst mit jahrelanger Verzögerung auf-
treten, Herz- Kreislauf-Erkrankungen. Insgesamt lässt sich sagen, dass Übergewicht und
Adipositas die Lebenserwartung verringert (Robert-Koch-Institut, 2008). Des Weiteren
hat Übergewicht im Kindesalter auch Folgen für die seelische Gesundheit, da übergewichtige Kinder oft Hänseleien ausgesetzt sind oder im Sportunterricht ausgeschlossen
werden (Bzga). Daraus resultieren dann im schlimmsten Fall Depressionen oder Angst-
störungen, die bis in Erwachsenenalter bestehen bleiben.

Menschen mit Übergewicht verursachen für das Gesundheitssystem ungefähr 50% mehr
Kosten als Normalgewichtige (aerzteblatt, 2016). Adipositas zählt weltweit zu den aus-
geprägtesten Volkskrankheiten und birgt damit die größten Herausforderungen für das
Gesundheitswesen, denn allein in Deutschland fallen durch die Folgen der Krankheit
jährlich ungefähr 20 Milliarden Euro an (BVMed, 2016).

Anhand der genannten Daten wird deutlich, dass nach wie vor Handlungsbedarf besteht
und Familien besser aufgeklärt werden müssen, um präventiv Maßnahmen zu ergreifen.
Außerdem muss weiterhin daran gearbeitet werden, dass gesunde Lebensmittel für alle
sozialen Schichten erschwinglich sind. Sport- und Freizeitangebote sind für die Prävention von Übergewicht und Adipositas ein sehr wichtiger Aspekt, der weiter ausgebaut
und verbessert werden muss. Die Bundesregierung hat sich als Ziel gesetzt, bis 2020
den Anteil der adipösen Menschen zu reduzieren (Robert-Koch-Institut, 2015, S.205).

Es müssen Maßnahmen abgeleitet werden, die die Hauptrisikofaktoren „Fehlernährung"
und „Bewegungsmangel" behandeln. Die Gesellschaft muss definitiv genauer aufgeklärt

werden und schon in Kindergärten und Schulen muss dieses sensible Thema genauer thematisiert werden, damit die Kinder durch Verhaltensprävention die Wichtigkeit eines gesunden Lebensstils erkennen. In den Gemeinden und Städten sollte der Zugang zu sportlichen Aktivitäten einfacher und noch finanzierbarer werden, damit auch Kinder aus finanziell schwächeren Familien, ein gesundes Leben führen können.

In diesen Punkten gibt es noch sehr viel Handlungsbedarf.

2 Wirksamkeit körperlicher Aktivität

Im Folgenden werden in Tabellenform zwei recherchierte Studien zu dem, in der Einsendeaufgabe, behandelten Thema dargestellt.

Tab. 1: Eigene Darstellung der Studie: Urhausen, A. , Schwarz, M. , Klein, M. , Papathanassiou, V. , Pitsch, W. , Kindermann, W. , Emrich, E. (2004). *Gesundheitsstatus von Kindern und Jugendlichen im Saarland - Ausgewählte Ergebnisse der IDEFIKS*-Studie (Teil 1).* Deutsche Zeitschrift für Sportmedizin

Vollständige Quellenangabe	Urhausen, A. , Schwarz, M. , Klein, M. , Papathanassiou, V. , Pitsch, W. , Kindermann, W. , Emrich, E. (2004). *Gesundheitsstatus von Kindern und Jugendlichen im Saarland - Ausgewählte Ergebnisse der IDEFIKS*-Studie (Teil 1).* Deutsche Zeitschrift für Sportmedizin.
Hintergrund und Fragestellung	Ziel dieser Studie ist die Untersuchung der körperlichen und psychischen Gesundheit von Kindern, sowie deren sportmotorischen Leistungsfähigkeiten.Ein besonderer Fokus wird hier auf das Thema „Übergewicht bei Kindern und Jugendlichen" gesetzt und genau untersucht, welche Faktoren Einflüsse auf das Körpergewicht von jungen Menschen haben.
Methoden	Die eigentliche Studie wurde in drei Teilstudien unterteilt. Zum Einen wurden in einer medizinischen Teilstudie alle nötigen Werte zur Beurteilung des Gesundheitszustandes dokumentiert. Dann wurden mit Hilfe von gängigen Testverfahren die motorischen Leistungsfähigkeiten der Heranwachsenden getestet. Als Letztes gab es die sozialwissenschaftliche Teilstudie, bei der die Probanden und deren Eltern schriftlich zu ihrem Gesundheitsstatus befragt wurden. Insgesamt wurden 931 Schülerinnen und Schüler (6.-9. Klasse) untersucht.
Ergebnisse	8% der Kinder waren übergewichtig und 10% adipös, wobei es hierbei keine geschlechterspezifischen Unterschiede gab. Der Blutdruck lag bei 8,8% der untersuchten Kinder im erhöhten Bereich und ebenfalls der Cholesterinspiegel war bei 15% der Schülerinnen und Schülern erhöht. Zusammenfassend steht also fest, dass jeder Vierte Auffälligkeiten im Bereich des BMI, des Blutdrucks oder der Blutfette zeigte.
Diskussion und Schlussfolgerungen	Insgesamt zeigt diese Studie, dass die gesundheitlichen Risiken für übergewichtige Kinder sehr hoch sind und sich bereits im jungen Alter schon gesundheitliche Einschränkungen aufweisen lassen. Körperliche Aktivität ist ein wichtiger Bestandteil für langfristige körperliche und psychische Gesundheit, was der Studie ebenfalls zu entnehmen ist: Nach einem kontrollierten Bewegungsprogramm wurden bei den Kindern und Jugendliche positive Effekte in Form von Verbesserung der Werte festgestellt. Abschließend kann man also sagen, dass regelmäßige Bewegung im Kindesalter präventiv gegen Übergewicht und die damit folgenden Erkrankungen wirkt und genauso eine große Hilfe ist, wenn es darum geht, Gewicht zu reduzieren.

Tab. 2: Eigene Darstellung der Studie: Weber, E. , Hiebl, A. , Storr, U. (2008). *Prävalenz und Einflussfaktoren von Übergewicht und Adipositas bei Einschulungskindern.* Deutsches Ärzteblatt.

Vollständige Quellenangabe	Weber, E. , Hiebl, A. , Storr, U. (2008). *Prävalenz und Einflussfaktoren von Übergewicht und Adipositas bei Einschulungskindern.* Deutsches Ärzteblatt.
Hintergrund und Fragestellungen	Übergewichtige Kinder entwickeln sich meistens zu übergewichtigen Erwachsenen, was weitreichende Folgen, wie Herz-Kreislauf-Erkrankungen, Diabetes oder orthopädische Probleme mit sich bringen kann. Ziel dieser Studie ist es, Einflussfaktoren herauszufiltern, die Übergewicht bei Kindern und Jugendlichen hervorrufen.
Methoden	Als Anlass wurde die Schuleingangsuntersuchung für das Schuljahr 2006/2007 in Augsburg genutzt. Die Eltern von 2306 Kindern wurden gebeten, anonyme Fragebögen auszufüllen, in denen Geschlecht, Alter, Gewicht, Größe, der besuchte Kindergarten und die Muttersprache der Kinder dokumentiert wurden. Die Daten wurden danach ausgewertet.
Ergebnisse	302 Kinder waren übergewichtig (13,1%) und davon 113 (4,9%) adipös. Auffällig hierbei war, dass fast doppelt so viele Kinder übergewichtig sind, bei denen die Muttersprache nicht deutsch ist. 50% der Kinder waren in keinem Sportverein oder nahmen auch sonst an keinen sportlichen Aktivitäten teil. Außerdem ergab die Befragung, dass mehr als die Hälfte der übergewichtigen Kinder täglich mehr als drei Stunden vor dem Fernseher verbringt.
Diskussion und Schlussfolgerungen	Diese Studie zeigt, dass die ethnische Herkunft ein wichtiger Aspekt ist und Kinder mit Migrationshintergrund als Risikogruppe gelten. Es wird also deutlich, dass mehr Fokus auf die Integration von ausländischen Kindern gelegt wird und auch die Eltern besser aufgeklärt werden.Die Bundesländer müssen für mehr integrative Veranstaltungen sorgen, damit auch Kinder mit Migrationshintergrund ausreichend Bewegung kriegen. Des Weiteren müssen die täglichen Mediennutzungen der Kinder stark reduziert werden. Stattdessen ist die körperliche Aktivität mehr in den Vordergrund zu stellen. Es zeigt sich also, dass es ein großes Defizit im Bereich der ausreichenden Bewegung von jungen Kindern gibt.

3 Zielgruppe

Nachfolgend wird anhand einzelner Aspekte die ausgewählte Zielgruppe näher definiert.

Tab. 3: Eigene Darstellung der Zielgruppe

Soziodemografische Merkmale	- Geschlecht: männlich und weiblich - Alter: 6 – 15 Jahre - Der Familienstand und das Einkommen der Eltern spielt keine Rolle. - BMI von 25- 34,9 (Adipositas Grad I)
Gesundheitsrisiken/ - belastungen (mögliche oder bereits bestehende)	1. Diabetes Mellitus Typ II 2. erhöhter Blutdruck 3. Abnutzung der Gelenke (insbesondere Kniegelenke)
Gesundheitszustand	Alle Teilnehmerinnen und Teilnehmer sollten sich in einem unbedenklichen Gesundheitszustand befinden. Eine Voruntersuchung durch einen Arzt, um den aktuellen Gesundheitszustand festzustellen, ist hierbei Pflicht. Leichte Folgen des Übergewichts, wie z.B. erhöhter Blutdruck, schwache Leistungsfähigkeit oder leichte Schmerzen sind keine Ausschlusskriterien.
Bewegungsverhalten	Die Zielgruppe bewegt sich aktuell weniger als drei mal in der Woche für mindestens 60 Minuten und ist in keinem Sportverein aktiv. Frühere Bewegungen und aktive Teilnahmen in Sportvereinen liegen mindestens zwei Jahre zurück.
Kontraindikationen	1. akute fieberhafte Erkrankungen 2. schwere kardiovaskuläre Erkrankungen

4 Ziele und Inhalte

In der folgenden Tabelle werden die einzelnen Ziele und deren Inhalte für das Gesundheitssportkonzept dargestellt.

Tab. 4: Ziele und Inhalte (eigene Darstellung)

Gesamtziel		
Das Interesse und den Spaß am Sport wecken, damit langfristig Motivation bestehen bleibt. Spielerisch die Wichtigkeit von Bewegung und Ernährung deutlich machen und die körperliche Fitness der Teilnehmer stärken.		

Zieldimension Gesundheitswirkungen		
Kernziel	**Teilziel**	**Inhalt**
1 Stärkung physischer Gesundheitsressourcen	1) Verbesserung der Ausdauer 2) Verbesserung bzw. Aufbau der Koordinationsfähigkeit	1) - gemeinsame Spiele, in denen gelaufen oder schnell gegangen wird. - Fahrradtouren - jeder Teilnehmer bekommt einen Schrittzähler, sodass er /sie außerhalb des Kurses seine Schritte zählen kann. Im Kurs wird dann verglichen und ein „Gewinner" beschlossen. (Motivation durch Wettkampfverhältnisse) 2) – Springseil springen - Balancieren in Zweiter-Teams (gleichzeitige Verbesserung der Teamfähigkeit) - Koordination auf „Pedalos" trainieren (die Kinder dürfen sich diese auch für Zuhause ausleihen) - auf einem Bein stehen und später gleichzeitig einen Ball hochwerfen
2 Verminderung von Risikofaktoren	1) Senkung des Blutdrucks 2) Bewusster Umgang mit der Ernährung	1) – durch die regelmäßige Bewegung (mindestens drei mal wöchentlich für 45 Minuten) und den folgenden Gewichtsverlust soll sich der Blutdruck aller Teilnehmer nach 6 Monaten im normalen Bereich (120-129/ 80-84 mmHg) befinden 2) – Ernährungsberatung für Kinder bei der den Kindern spielerisch und leicht verständlich erklärt wird, worauf sie achten können / müssen. - Ernährungsberatung für die Erziehungsberechtigten: Welche Lebensmittel tun meinem Kind gut?
3 Stärkung psychosozialer Gesundheitsressourcen	1) Stärkung des Selbstbewusstseins 2) Stärkung der Teamfähigkeit und der Hilfsbereitschaft	1) – Herausfiltern von Stärken und diese hervorheben. - Lob und Anerkennung für gute Leistungen - wenig Kritik (auch hierbei Aufklärung der Eltern) - Die Kinder sollen ermutigt werden, über sich zu sprechen: Vor dem Kurs findet immer eine Gesprächsrunde statt, in der die Kinder von ihrer Woche berichten dürfen. 2) – Durch Gruppenspiele sollen

		die Kinder lernen, im Team zu arbeiten und zu funktionieren. - Durch gemeinsame Übungen (mit geschlossenen Augen an der Hand eines anderen Kindes balancieren) soll das Vertrauen zu anderen Menschen gestärkt werden.
4 Bewältigung von Beschwerden und Missempfinden	1) Minderung von körperlichen Beschwerden (z.B. Kopf- oder Gelenkschmerzen) 2) Minderung von psychischen Beschwerden (z.B. Antriebslosigkeit, Wut, Traurigkeit, Aggression)	1) – Die Schmerzen der Teilnehmer sollen durch die regelmäßige Bewegung gelindert werden. - Durch ausgewogene und gesunde Ernährung soll dies ebenfalls verbessert werden. 2) – In dem Kurs haben die Kinder die Möglichkeit, sich richtig auszupowern und eventuelle negative Gefühle herauszulassen. Besonders Wut oder Aggression können durch gezielte Bewegung sehr gut behandelt werden. Die Antriebslosigkeit wird sich ebenfalls stark verbessern, wenn die Kinder einige Wochen an dem Programm teilgenommen haben, da sie sich in ihrer Haut wesentlich wohler fühlen werden und gestärkter sind.

Zieldimension Verhaltenswirkungen		
Kernziel	**Teilziel**	**Inhalt**
5 Aufbau von Bindung an gesundheitssportliche Aktivität	1) Sicherung von Nachhaltigkeit 2) Bewegung sinnvoll in den Alltag einbauen	1) – Durch die Erfolge und die bessere körperliche Verfassung sollen die Kinder an den Punkt gebracht werden, dass Bewegung kein Zwang mehr ist, sondern ein Punkt, der viel Spaß und Positives mit sich bringt. 2) – Durch Schrittzähler können die Kinder einen Wettkampf gegen sich selbst führen und sind so viel motivierter, sich zu bewegen, weil der Ehrgeiz steigt. - Herausfiltern von Bewegungsmöglichkeiten im Alltag: Kann das Kind eventuell zu Fuß oder mit dem Fahrrad zu Schule gelangen, anstatt täglich hingefahren zu werden?

Zieldimension Verhältniswirkungen		
Kernziel	**Teilziel**	**Inhalt**
6 Verbesserung der Bewegungsverhältnisse	1) Langfristige Bindung an Bewegung durch Herausfiltern der Interessen 2) Abbau von Ängsten und Hemmungen	1) – In dem Kurs sollen die individuellen Interessen der Kinder herausgefiltert werden, um so langfristig passende Sportangebote zu finden, die ihnen Spaß machen. - Beratung der Eltern: Ist das

		Kind ein Gruppensportler oder eher ein Einzelsportler? Wo liegen die Interessen des Kindes? 2) – Die Teilnehmer werden in dem Programm langsam an viele Dinge herangeführt, die sie sich eventuell bislang durch das Übergewicht nicht getraut haben (Scham, Angst vor Ablehnung). So lernen sie, dass sie im Sport genauso gut sein können, wie andere Kinder und stärken ihr Selbstbewusstsein und ihren Mut.

5 Literaturverzeichnis

World Health Organization. (2018). *Physical activity and young people.* Zugriff am 11.03.2018. Verfügbar unter: http://www.who.int/dietphysicalactivity/factsheet_young_people/en/

Robert-Koch-Institut. (2014). *Faktenblatt zu KiGGs Welle 1: Studie zur Gesundheit von Kindern und Jugendlichen in Deutschland. Erste Folgebefragung 2009-2012.* Zugriff am 11.03.2018. Verfügbar unter:
https://www.rki.de/DE/Content/Gesundheitsmonitoring/Gesundheitsberichterstattung/G
BEDownloadsF/KiGGS_W1/kiggs1_fakten_koerp_aktivitaet.pdf?__blob=publication-
File

Bundesministerium für Gesundheit. (2018). *Kindergesundheit: Förderschwerpunkt Prävention von Übergewicht bei Kindern und Jugendlichen.* Zugriff am: 11.03.2018. Verfügbar unter: https://www.bundesgesundheitsministerium.de/themen/praevention/kindergesundheit/praevention-von-kinder-uebergewicht.html

Spiegel Online. (2017). *124 Millionen Kinder sind extrem dick.* Zugriff am: 11.03.2018. Verfügbar unter: http://www.spiegel.de/gesundheit/schwangerschaft/uebergewicht-124-millionen-kinder-sind-extrem-dick-weltweite-studie-a-1172198.html

Robert-Koch-Institut. (2008). *Übergewicht und Adipositas.* Zugriff am: 11.03.2018. Verfügbar unter: https://www.rki.de/DE/Content/Gesundheitsmonitoring/Studien/Kiggs/Basiserhebung/GPA_Daten/Adipositas.pdf?__blob=publicationFile

Bundeszentrale für gesundheitliche Aufklärung. *Übergewicht bei Kindern und Jugendlichen.* Zugriff am: 11.03.2018. Verfügbar unter: https://www.bzga-kinderuebergewicht.de/vertiefende-informationen/ursachen/ernaehrung/

Urhausen, A. , Schwarz, M. , Klein, M. , Papathanassiou, V. , Pitsch, W. , Kindermann, W. , Emrich, E. (2004). *Gesundheitsstatus von Kindern und Jugendlichen im Saarland - Ausgewählte Ergebnisse der IDEFIKS*-Studie (Teil 1).* Deutsche Zeitschrift für Sportmedizin. Zugriff am: 18.03.2018. Verfügbar unter: http://www.zeitschrift-sportmedizin.-de/fileadmin/content/archiv2004/heft09/202-210.pdf

Weber, E. , Hiebl, A. , Storr, U. (2008). *Prävalenz und Einflussfaktoren von Überge-wicht und Adipositas bei Einschulungskindern.* Deutsches Ärzteblatt. Zugriff am: 18.03.2018. Verfügbar unter: http://www.augsburg-altenhilfe.de/fileadmin/www/dat/02ra/verwaltungswegweiser/530/pdf/Aktuelles/kinder_augsburg.pdf

Lampert, T. , Mensink, G.B.M. , Romahn, N. et al. (2007). *Körperlich-sportliche Aktivi-tät von Kindern und Jugendlichen in Deutschland Ergebnisse des Kinder- und Jugendgesundheitssurveys (KiGGS).* Bundesgesundheits-blatt – Gesundheitsforschung – Gesundheitsschutz, (S.643). Online Zugriff am: 13.07.2018. Verfügbar unter: https://link.springer.com/article/10.1007/s00103-007-0224-8

Manz, K., Schlack, R., Poethko-Müller, C., Mensink, G., Finger, J. & Lampert, T. (2014). *Körperlich-sportliche Aktivität und Nutzung von elektronischen Medien im Kin-des- und Jugendalter. Ergebnisse der KiGGS-Studie-* Erste Folgebefragung (KiGGS Welle 1). Bundesgesundheitsblatt – Gesundheitsforschung – Gesundheitsschutz. (S.845). Online Zugriff am: 13.07.2018. Verfügbar unter: https://edoc.rki.de/bitstream/handle/176904/1897/22pI9MzdGXp6.pdf?sequence=1&isAllowed=y

Deutsches Ärzteblatt. 2016. *Welche Kosten Adipositas verursacht.* Deutscher Ärztever-lag GmbH. Online Zugriff am: 13.07.2018. Verfügbar unter: https://www.aerzteblatt.de/nachrichten/72148/Welche-Kosten-Adipositas-verursacht

BVMed. 2016. Adipositas: *Bedeutung für Patienten und das Gesundheitssystem.* Online Zugriff am: 13.07.2018. Verfügbar unter: https://www.bvmed.de/de/technologien/ma-gen-und-darm/adipositas-bedeutung-fuer-patienten-und-das-gesundheitssystem

Robert-Koch-Institut. 2015. *Gesundheitsberichterstattung des Bundes Gemeinsam ge-tragen von RKI und DESTATIS – Gesundheit in Deutschland.* S. 205. Online Zugriff am: 13.07.2018. Verfügbar unter: http://www.gbe-bund.de/pdf/GESBER2015.pdf

6 Tabellenverzeichnis

BEI GRIN MACHT SICH IHR
WISSEN BEZAHLT

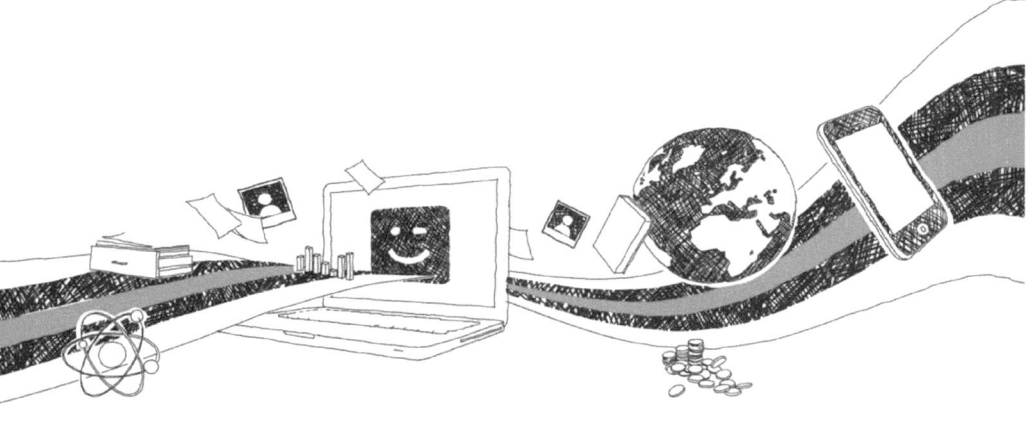

- Wir veröffentlichen Ihre Hausarbeit,
  Bachelor- und Masterarbeit

- Ihr eigenes eBook und Buch -
  weltweit in allen wichtigen Shops

- Verdienen Sie an jedem Verkauf

Jetzt bei www.GRIN.com hochladen
und kostenlos publizieren